GRAVIDEZ

GRAVIDEZ

José Antonio Marques
Maria de Fátima Duarte

EDITORA
CONTEXTO

Copyright José Antonio Marques e Maria de Fátima Duarte

Coordenadores Dr. Paulo Palma e Dr. Carlos Domene

Preparação Rose Zuanetti

Projeto Gráfico Tania Ferreira de Abreu

Diagramação Niulze Aparecida Rosa

Ilustração de Capa Mônica Arghinenti

Revisão Sandra Brazil e Luciene Ruzzi Brocchi

Dados Internacionais de Catalogação na Publicação (CIP)
(Câmara Brasileira do Livro, SP, Brasil)

Marques, José Antonio
Gravidez / José Antonio Marques, Maria de Fátima Duarte. – São Paulo : Contexto, 1998.

ISBN 85-7244-074-7

1. Ginecologia 2. Gravidez 3. Obstetrícia I. Duarte, Maria de Fátima. II. Título. III. Série.

97-3478 CDD-618.2
NLM-WR 200

Índices para catálogo sistemático:
1. Gravidez : Obstetrícia 618.2

1998

EDITORA CONTEXTO (Editora Pinsky Ltda.)
Editor Jaime Pinsky
Rua Acopiara, 199 – Alto da Lapa
São Paulo – SP – CEP: 05083-110
Tel.: (011) 832-5838 – Fax: (011) 832-3561
e-mail: contexto@wenet.com.br

SUMÁRIO

INTRODUÇÃO

Estou grávida!

Atrasou a menstruação e é normal que qualquer mulher com atividade sexual ligue imediatamente este fato à gravidez. Afinal, desde pequena a mulher antecipa o seu momento especial e mágico. Meses e anos antes de engravidar, ela já se emociona com a possibilidade de ter um bebê!

Por outro lado, a gravidez é um momento de mudanças, de ruptura. A mulher precisa de mais proteção e seu equilíbrio se altera. Que dúvidas devem ser esclarecidas? Quando procurar um médico? O que é grave? O que é simples?

Sabemos que cada mulher é um universo e que ela deve ser respeitada em todas as fases de sua vida. Na gestação, de maneira especial, ela deve ser assistida globalmente, avaliada do ponto de vista físico e mental.

Com as informações deste livro, esperamos que a gestante se sinta mais segura. Evidentemente elas não substituem a atenção do médico, nem o pré-natal. Fazem parte de um todo: do entendimento da gravidez.

É este o nosso objetivo.

DURAÇÃO DA GRAVIDEZ

O mito:

A conta do médico nunca bate com a da mãe.

A verdade

A gravidez dura 40 semanas ou nove meses. O termo "semanas" é mais usado no meio científico e médico, mas tende a se tornar mais popular porque sua compreensão é fácil e as contas dão certo no final!

Muitas vezes ocorrem equívocos porque os meses têm mais do que quatro semanas cada um. Veja que nove meses não equivalem exatamente a 36 semanas (9 meses x 4 semanas). Se a conta for feita na ponta do lápis, 36 semanas equivalem ao oitavo mês. Portanto, antes de fazer suas contas, lembre-se de que um mês tem mais do que quatro semanas.

Como se calcula a duração da gravidez?

Considerando-se uma mulher com ciclos menstruais regulares, se ela teve sua última menstruação no dia 10 de janeiro, a data provável de seu parto será 17 de outubro.

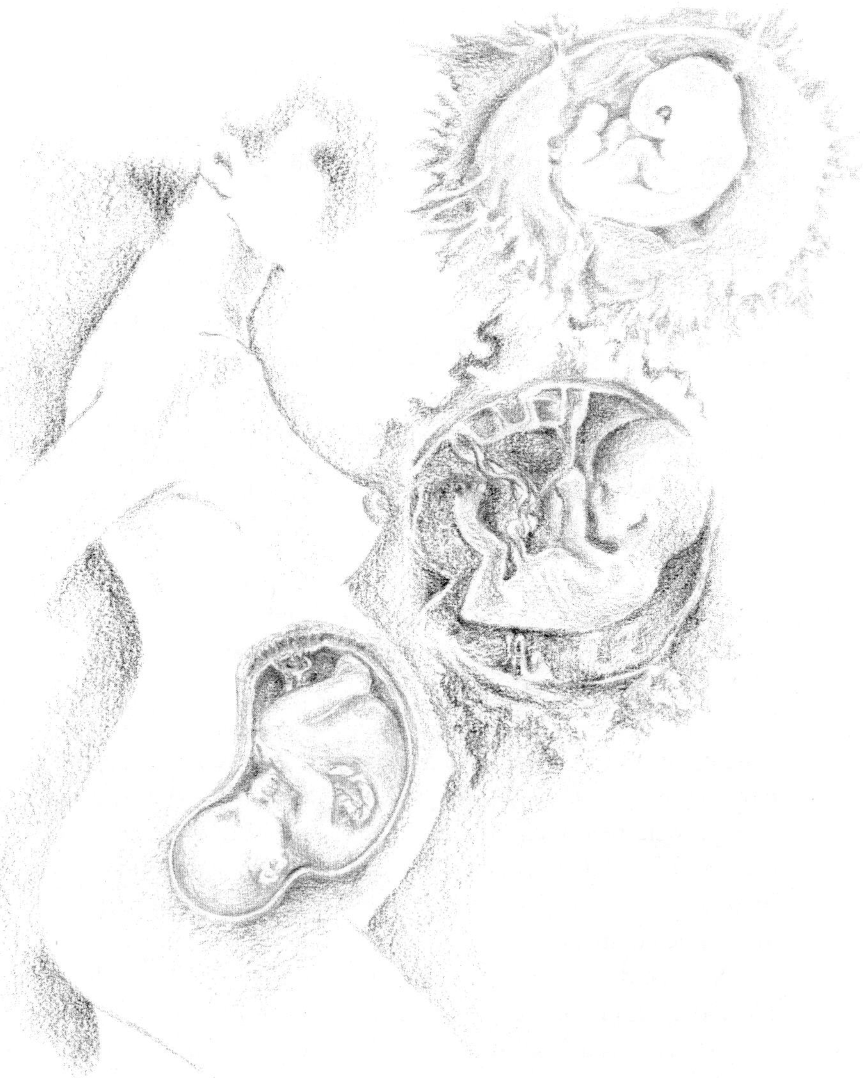

Veja como calcular:

1. *Contagem por meses*

Ao dia da última menstruação, somam-se sete dias e, a seguir, mais nove meses.

Data da última menstruação + 7 dias + 9 meses = data do parto

2. *Contagem por semanas*

Ao dia da última menstruação, somam-se sete dias para se chegar à primeira semana. Daí em diante, contam-se as semanas até a 40ª.

Data da última menstruação + 7 dias = primeira semana

primeira semana + 39 semanas = data do parto

Considera-se um bebê nascido a termo a partir de 38 semanas de gestação. Com 37 semanas, o bebê não está a termo, mas nesta fase os riscos são menores, se compararmos a um bebê prematuro de 36 semanas.

Há ainda mulheres cuja gestação ultrapassa o período de nascimento provável – o chamado pós-datismo. Antigamente se aguardava até duas semanas; hoje a espera vai até o décimo dia após a data prevista pelo médico. Neste caso, o pré-natal deve ser mais controlado. Chegado o limite dos dez dias, tem-se a conduta de interromper a gestação: muitas vezes com a indução do parto ou através de cesariana.

No caso de mulheres que não sabem ao certo a data da última menstruação, faz-se o cálculo pela ultra-sonografia, que no início da gestação (primeiro trimestre) tem margem de erro de três dias. Já no último trimestre, a margem de erro da ultra-sonografia é de três semanas para mais ou para menos. Sem dúvida, este exame foi um grande avanço da obstetrícia moderna, mas não se deve esquecer da clínica e da observação.

PRÉ-NATAL

O mito:

Pré-natal é coisa para quem não passa bem na gravidez.

A verdade

O acompanhamento pré-natal é importantíssimo para garantir a saúde da gestante e do bebê. Na gravidez, durante o pré-natal, a mulher deve ir ao médico, uma vez por mês, até a 36ª semana. A partir de então, deve ser feita uma consulta semanal até o parto. Isto em se tratando de uma gestação sem risco, pois, se aparecer alguma intercorrência na gestação, as consultas devem ser feitas mais freqüentemente.

Durante o pré-natal são indicados os seguintes exames de rotina:

- hemograma completo para se constatar a presença ou não de anemia;
- tipagem do fator Rh e do tipo sangüíneo e, se a mulher for Rh negativo, tipagem do parceiro;
- glicemia de jejum;
- urina tipo I + sedimento quantitativo;
- reações sorológicas para rubéola, sífilis e toxoplasmose;
- parasitológico de fezes;
- exame Papanicolaou;
- hoje se discute a inclusão de exames para hepatite e AIDS como rotina.

Anemia

O mito:

Se a gestante está anêmica, o bebê também está.

A verdade

Algumas mulheres desenvolvem anemia na gravidez porque, neste período, as mucosas – camadas mais leves dos órgãos internos, da boca, do estômago – estão mais embebidas em líquido devido aos hormônios, principalmente a progesterona. Assim, o organismo da mãe pode ter maiores dificuldades na absorção do ferro pelo estômago e intestino.

A anemia adquirida antes ou durante a gravidez não significa que o bebê também esteja anêmico. O importante então é cuidar da mãe. É fundamental um bom acompanhamento médico durante toda a gestação e, em se tratando de anemia, deve-se fazer um hemograma completo da mãe. Este exame detecta se já existe algum déficit alimentar anterior à gravidez, que deverá ser corrigido com suplementação alimentar, além de acréscimo de sulfato ferroso e ácido fólico.

O feto se desenvolve e começa a formar seu tecido hematopoético (células sangüíneas) na 16ª semana, daí a necessidade de se ministrar vitaminas à gestante a partir desse momento para que ela não corra o risco de uma anemia gestacional.

Somente nos casos em que a mulher desenvolve uma anemia extremamente grave é que haverá uma desnutrição intra-uterina do bebê.

Rh negativo

O mito:

Grávida com Rh negativo pode ter problemas no parto.

A verdade

Com os cuidados adequados do pré-natal e o uso da "vacina" após o parto, o fator Rh negativo não traz riscos à gravidez. A mulher com Rh negativo pode passar por duas situações:

Mulher Rh negativo não-sensibilizada

Se não ocorreu a sensibilização numa gravidez anterior, num abortamento ou numa transfusão sangüínea inadequada, não há perigo, desde que a gestante seja acompanhada, na gestação, com exames específicos periódicos no início da gravidez e, principalmente, do quinto mês em diante. O exame, chamado Coombs/indireto, deve se manter negativo e, se houver uma positivação, a conduta obstétrica precisa ser alterada, podendo até levar à interrupção da gravidez.
É muito difícil ocorrer a sensibilização durante a gestação, mas, na hora do nascimento, a mãe entra em contato com o sangue do bebê e, se este for Rh positivo, ela cria anticorpos. Neste caso, a mãe deve tomar uma "vacina" até 72 horas após o parto, para impedir a formação desses anticorpos e evitar problemas numa próxima gravidez.
Infelizmente, no Brasil, há muitos casos de Rh negativo sensibilizado devido ao grande número de abortos provocados, sem a devida preocupação com o tipo de sangue da mãe. Assim, caso uma mulher Rh negativo se submeta a um aborto provocado, tenha um abortamento espontâneo ou uma gravidez na trompa, deve tomar a "vacina" para evitar problemas em gravidez futura.

Mulher Rh negativo sensibilizada

Se a mulher tiver o Coombs positivo, seu pré-natal deve ser acompanhado pelo médico e por uma equipe especializada. Os exames periódicos, neste caso, são mais sofisticados e avaliam o bem-estar fetal, podendo ou não haver indicação de uma transfusão intra-uterina – com o intuito de salvar o bebê – ou uma transfusão sangüínea no bebê no pós-parto.

Se a mulher é Rh negativo e o seu companheiro Rh negativo, não há motivo para alarme, pois nunca haverá sensibilização, e o bebê será sempre Rh negativo.

Concluindo, caso uma mulher seja Rh negativo não-sensibilizada e tenha um filho Rh positivo, ela só terá problema se não for vacinada no pós-parto.

Incompatibilidade sangüínea

O mito:

Não dá para saber se o sangue da mãe combina com o do bebê.

A verdade

Hoje em dia é muito difícil não haver uma atenção especial do obstetra em relação à sensibilização da grávida Rh negativo e à vacinação pós-parto.

A mulher Rh negativo, independentemente de seu grupo sangüíneo (A, B, AB ou O), que tem um parceiro Rh positivo poderá dar à luz uma criança Rh negativo ou Rh positivo. Somente será caso de gravidez de risco se a mulher for sensibilizada, isto é, se alguma vez seu sangue Rh negativo entrou em contato com sangue Rh positivo e desenvolveu anticorpos – medidos através de um exame chamado Coombs/indireto. Se esse exame for negativo, trata-se de uma mulher Rh negativo não-sensibilizada, portanto, a gestação não será de risco.

Uma gestante Rh negativo com parceiro Rh positivo deverá fazer o exame Coombs no início da gravidez e repeti-lo no quinto mês. Esse exame deve permanecer negativo, pois é muito difícil ocorrer a sensibilização durante a gravidez, uma vez que não há contato direto da corrente sangüínea da criança com a corrente sangüínea da mãe. Ao contrário, na hora do nascimento, a mãe recebe uma quantidade de sangue da criança que, se for Rh positivo, fará com que a mãe desenvolva anticorpos contra o sangue do bebê, ou seja, a mãe se sensibilizará. Se essa mãe receber uma vacina até 72 horas após o parto, ela não criará anticorpos.

Quando se dá a incompatibilidade sangüínea pelo fator Rh, durante a gestação, o parto pode ser antecipado, e a criança, após o nascimento, poderá desenvolver níveis elevados de icterícia, o que exigirá fototerapia ou transfusão sangüínea, nos casos mais graves.

Às vezes ocorre incompatibilidade sangüínea não pelo fator Rh, mas pelo sistema ABO. Isso é mais comum nas mães de sangue tipo O e que tenham filhos com tipo sangüíneo A ou B. As conseqüências para o bebê são as mesmas, indicando-se fototerapia ou transfusão.

Diabetes

O mito:

Mulher diabética passa muito mal na gravidez.

A verdade

A diabetes pode ser perfeitamente controlada durante o pré-natal. Esse tipo de controle deve ser feito no início da gravidez e é uma rotina do pré-operatório de qualquer cirurgia, dado o grande número de pessoas portadoras de alterações glicêmicas sem sintomas.

A gravidez é um estado que favorece a diabetes em razão das alterações hormonais e orgânicas próprias desse período. Essa tendência se acentua a partir do sétimo mês de gravidez, quando deve ser feito novo controle.

Nunca é demais lembrar que a mulher que já inicia a gestação com os níveis de glicemia alterados precisa de cuidados especiais e de uma dieta restritiva. Também merecem atenção redobrada gestantes cujo histórico familiar apresente a diabetes, bem como as que tiveram filhos com mais de quatro quilos ou que tenham tido aumento excessivo de peso em outras gestações.

Infecção urinária

O mito:

Infecção urinária não pode ser tratada na gravidez.

A verdade

Existem medicamentos para a infecção urinária que podem ser perfeitamente ministrados durante a gravidez. O exame de urina tipo I e o de sedimento quantitativo indica se há suspeita ou infecção urinária propriamente dita, a qual deverá ser confirmada pela cultura de urina com antibiograma. Esse exame pode ainda detectar corrimentos ou alterações de glicose. Nos casos de confirmação de corrimento, o tratamento deve ser local – raramente por via oral –, o que dará mais conforto à mulher e evitará o aparecimento de infecções urinárias.

As infecções urinárias na gravidez aparecem com seus sintomas clássicos: dor e ardor ao urinar. Porém, outras vezes, não causam nenhum mal-estar e apenas são detectadas pelo exame de urina. O tratamento é necessário, pois as infecções urinárias podem provocar contrações uterinas, abortamentos e trabalhos de parto prematuros. A medicação se dará de acordo com o antibiograma, pois alguns antibióticos podem ser ministrados na gravidez com alguma segurança. Os derivados da penicilina, cefalosporina e outros quimioterápicos podem ser ingeridos sem risco para o embrião.

Como regra básica, nos primeiros três meses os medicamentos devem ser evitados. No entanto, deve ser feita uma avaliação prévia: se uma mulher estiver com infecção urinária e o antibiograma indicar antibióticos à base de penicilina, ela poderá tomar o medicamento sem riscos para o bebê.

Rubéola

O mito:

Gestante com rubéola não é mais problema para a medicina.

A verdade

O exame sorológico de rubéola é muito importante para identificar se a mãe tem anticorpos para a doença, pois muitas vezes ela não teve, desconhece ou possui uma imunidade natural.

Em 1992, pela primeira vez, o serviço público fez uma campanha de vacina tríplice viral – a MMP – para caxumba, rubéola e sarampo, atingindo faixas até 14 anos. Com este procedimento, espera-se uma queda dos índices de rubéola na população infantil e adolescente.

É muito perigoso uma gestante contrair rubéola, sobretudo nos três primeiros meses da gravidez, porque o vírus atravessa a placenta, podendo causar danos irreversíveis ao embrião. Agora, se ela tiver anticorpos, não há problema algum.

Se ficar constatado que a mulher não tem anticorpos, deve-se proceder a vacinação. Mas, como a vacina é de vírus inativo, ela só poderá engravidar três meses depois.

Assim, se a mulher tem anticorpos por doença prévia, por vacinação ou por imunidade passiva, o contato com pessoa infectada não traz risco algum. No entanto, o bebê pode sofrer lesões se a mulher pegar rubéola na gestação, o que clinicamente é fácil de ser detectado.

Atenção! A vacina é totalmente contra-indicada na gravidez.

Sorológico de sífilis

O mito:

Sífilis não pode ser tratada na gravidez.

A verdade

O tratamento da sífilis é feito basicamente com penicilina, que não prejudica o desenvolvimento do feto.

A sífilis pode causar abortamentos a partir da 16ª semana, quando há contaminação do feto. Caso a doença seja detectada no começo da gravidez – antes da 16ª semana –, ela pode ser tratada com bastante segurança, pois os medicamentos são à base de penicilina. Mesmo que a sífilis seja diagnosticada depois da 16ª semana, a mãe e o feto devem ser tratados, caso contrário, haverá risco de abortamento ou de lesão para ele.

Toxoplasmose

O mito:

Grávida com toxoplasmose não pode ser medicada.

A verdade

A toxoplasmose é uma doença transmitida por gatos, por material contaminado com fezes de gatos, ou ingestão de carne crua de animal com toxoplasmose.

Se a mulher já tiver anticorpos, não há nenhum perigo. No entanto, se a grávida estiver na fase aguda da toxoplasmose, ela deve ser tratada com medicamento à base de penicilina, que não causa danos ao embrião. Em casos mais graves e agudos, os riscos devem ser avaliados por uma equipe de obstetras e infectologistas.

A toxoplasmose também apresenta sintomas clínicos que não passam desapercebidos. Caso ocorra na gravidez, deverá ser diagnosticada e tratada, evitando riscos de lesão para o embrião.

Exame de fezes

O mito:

Fazer exame de fezes é coisa para criança.

A verdade

Muitos males podem ser evitados ou controlados através do exame parasitológico de fezes. Sabemos que muitas verminoses levam à anemia. Amebíase e giardíase, por exemplo, podem ocasionar mal-estar. É importante que essas doenças sejam diagnosticadas o quanto antes.

Dificilmente são usados medicamentos para esse tipo de problema durante a gravidez, a menos que haja uma anemia extrema causada pelo ancilóstomo (amarelão). Em geral, dado o diagnóstico, o tratamento é feito depois do parto. O mesmo procedimento ocorre em relação à esquistossomose – verminose freqüente e muito grave.

Exame Papanicolaou

O mito:

Mulher grávida não faz Papanicolaou.

A verdade

Papanicolaou – ou colpocitologia oncótica – é um exame de rotina muito importante no pré-natal, principalmente se a mulher tiver feito este controle para a prevenção do câncer de colo de útero há mais de um ano.

O Papanicolaou pode ser feito na gravidez sem problemas, só que com mais cuidado devido à maior fragilidade do colo do útero – que pode sangrar.

Muitas vezes o pré-natal é o momento em que a mulher vai ao médico pela primeira vez, neste caso toda a atenção integrada deve ser levada em consideração.

ORIENTAÇÕES

Dieta

O mito:

A mulher grávida deve comer por dois.

A verdade

A gestante deve ter consciência de que está numa fase que propicia a obesidade e que a dieta passa a ser fundamental. Não é saudável engordar na gravidez, sem contar que é muito mais difícil emagrecer quando se engorda nesse período do que fora dele.

É verdade que toda gestante precisa comer bem, mas isso não significa engordar. Ela deve ingerir alimentos à base de proteínas, frutas e vegetais; deve evitar os alimentos gordurosos e os que tenham muito hidrato de carbono.

Estudos indicam que a cada quatro mulheres obesas duas engordam durante a gravidez. Quando a obesidade se instala nesse período, as chances de se desenvolver a diabetes, ou uma doença hipertensiva específica (toxemia gravídica), ou de a gestante reter líquido e inchar são muito maiores. Se houver necessidade de uma cesariana, assim como qualquer cirurgia, é sempre mais difícil em obesos do que numa pessoa mais magra. É fundamental que a mulher tenha consciência desses riscos, a fim de que se esforce para não engordar excessivamente na gestação.

O conceito mais moderno é de que nos três primeiros meses a mulher não ganhe peso. Nos outros três, que ganhe uma média de 1 kg por mês. Nos últimos três meses, que ganhe de 1 a 1,5 kg por mês. Isto é, de 7 a 10 kg durante todo o processo de gravidez.

Para isso, a gestante deve ser orientada com uma dieta em que haja um grande consumo de carnes, proteínas, verduras, sais minerais. Ela não deve fazer jejuns prolongados, pois são prejudiciais para o desenvolvimento da gestação.

São totalmente proibidos medicamentos inibidores de apetite, não só durante a gravidez, mas também na amamentação. O controle do peso na amamentação deve ser feito também através de dieta alimentar.

Nesse sentido, é muito importante o apoio familiar. O regime não é uma atitude individual, é coletiva. É importante que as pessoas que se relacionam com a grávida – a mãe, a sogra, os irmãos, o marido, os colegas – saibam que ela agora tem um impulso maior para comer, uma vontade a mais de ingerir alimentos calóricos. Dessa maneira, além da orientação médica na dieta, a mulher precisa de apoio na família e no trabalho, para que não ganhe peso excessivo.

Aliás, a mulher grávida deve comer *para* dois e não *por* dois!

Sol

O mito:

Tomar sol faz bem, inclusive para as gestantes.

A verdade

Durante a gravidez é produzido um hormônio chamado melanotrópico. Ocorre que esse hormônio espalha as suas ações pelo organismo da gestante, escurecendo seus mamilos, genitais, face, pescoço, virilha, axilas, principalmente em mulheres de tez morena.

A melanina que impregna os mamilos, por exemplo, é importante para evitar rachaduras nos seios. Mas, depois da amamentação, os mamilos voltam a clarear.

Na face, porém, as manchas escuras podem permanecer. Por isso, orienta-se que a mulher não exponha seu rosto ao sol e que use um filtro solar de alta proteção durante toda a gravidez. Assim, evita-se o aparecimento de manchas (cloasmas gravídicos), ou ainda máscaras gravídicas, que, uma vez surgidas, dificilmente desaparecem. As manchas no rosto são em tudo semelhantes àquelas que ocorrem quando se toma pílula anticoncepcional.

Há algumas grávidas que, mesmo não se expondo muito ao sol, apresentam cloasma gravídico, casos em que, no pós-parto, recomendam-se fórmulas clareadoras. Estas, no entanto, apesar de clarearem a pele manchada, não impedem seu escurecimento a cada nova exposição solar.

Lembramos que o sol no restante do corpo é totalmente inócuo. Mas devem ser levados em conta os conceitos modernos de proteção à pele, para que sejam evitadas lesões pré-cancerígenas e escolhidos os horários adequados de exposição. O prazer ligado ao sol pode ser preservado, tomando-se os cuidados de proteção (leia também *Problemas da Pele*, da mesma coleção).

Exercícios físicos

O mito:

Exercícios físicos na gravidez fazem mal.

A verdade

Ainda que não seja caso de parto normal, as mudanças de peso e de posicionamento da coluna, por si, justificam a prática de exercícios físicos durante a gravidez. Além do que, eles são uma atividade saudável.

A ginástica de gestante propriamente dita deve ser praticada a partir do terceiro mês, até porque dificilmente as academias aceitam matrículas de grávidas no primeiro trimestre.

Depois do terceiro mês, a grávida deve fazer exercícios para fortalecer a musculatura das coxas, do períneo, do tórax, favorecendo a respiração no parto normal. A gravidez é um estado especial, não uma doença, no entanto, é melhor que alguns esportes mais "violentos" não sejam praticados. Poucas mulheres, jogadoras de vôlei ou basquete, podem continuar suas atividades na gravidez: algumas jogam até o fim, outras não.

É claro que a gestante deve escolher a ginástica que melhor lhe convier, mas também é razoável que o basquete, por exemplo, seja evitado. Um choque da bola contra o ventre provocaria evidentemente um impacto muito forte. No caso do vôlei, o impacto de um salto poderia provocar sangramentos ou o descolamento da placenta. Além desses esportes, andar de bicicleta, de moto ou a cavalo são práticas proibidas durante a gravidez.

Há um consenso de que a natação é o melhor esporte para a grávida. Deveria ser praticada desde o início da gravidez, pois melhora a postura beneficiando a coluna e a mama.

Quanto à intensidade dos exercícios, a grávida deve parar antes de ficar cansada. Se andando uma hora ou nadando 2 km já se cansava, agora, grávida, deve parar antes de seu limite, evitando a eliminação de ácido lático que pode ser prejudicial. O exercício deve relaxar e não levar ao cansaço.

A atividade física é um grande auxiliar na manutenção do bem-estar da mulher durante a gravidez e no desempenho na hora do parto, particularmente no período de expulsão. Ainda que tenha certeza de sua cesariana, a adaptação do corpo e da coluna é, sem dúvida, melhor quando a gestante faz exercícios. No entanto, ela deve saber que, mesmo que não os pratique, poderá ter um parto normal.

Relacionamento sexual

O mito:

É complicado ter relação sexual na gravidez.

A verdade

Durante a gravidez, a mulher passa por uma série de mudanças corporais importantes que evidentemente são percebidas no relacionamento sexual, uma vez que o corpo é expressão constante da nossa sexualidade.

Nos cinco primeiros meses, em especial no primeiro trimestre, é comum as mamas aumentarem, ficarem doloridas, e os mamilos, túrgidos e sensíveis, aumentando sobremaneira a sensibilidade dessa região. Assim sendo, uma carícia que antes era agradável para a mulher pode se tornar incômoda e até dolorosa.

A vagina normalmente se alonga durante o ato sexual, propiciando um melhor encaixe do pênis. O fundo da vagina, logo nos primeiros meses de gravidez, é preenchido, fazendo com que em algumas posições, antes prazerosas, o pênis toque mais no fundo do útero, causando desconforto à gestante.

Atentando a essas pequenas mudanças na mulher, o casal pode se relacionar normalmente durante a gravidez. Apenas se proíbem as relações sexuais nos primeiros meses de gestação quando existe história de abortamento anterior, sangramentos, placenta baixa, risco de prematuridade, reatividade uterina, tratamento de infecções vaginais ou urinárias. Afora esses casos, o relacionamento pode ser mantido até o oitavo mês ou 36ª semana.

A partir de então, as relações sexuais são proibidas porque podem ocorrer dilatações do colo do útero devido à liberação da ocitocina – hormônio que faz o útero contrair – durante o orgasmo da mulher e também porque, durante a ejaculação, há a liberação de prostaglandina, um potente contrator do útero.

É importante destacar que na gravidez a sexualidade não está centrada na penetração. O casal passa por uma fase de profundas mudanças, afinidades, em que a sexualidade se expressa ainda mais no carinho, no afago. O sexo não é medido pelo número de orgasmos, penetrações ou freqüência das relações. Não se trata de uma corrida atlética, de uma disputa de recordes, o que importa é a satisfação, a qualidade e o relacionamento carinhoso e, por isso, prazeroso.

Ao se perguntar a uma grávida de cinco ou seis meses se ela sente dor durante a relação sexual, é bastante comum ouvir que há tempos o casal não mantém relações. E eles estão ali, felizes, carinhosos. Há casais que, por complicações da gestação, como ameaça de aborto ou parto prematuro, têm pouquíssimas relações sexuais, ou quase nenhuma, e nem por isso têm seus casamentos desestruturados. Há ainda homens que desenvolvem certas fantasias da infância ou da adolescência, em que a relação adquire um caráter incestuoso: pensam estar se relacionando com a mãe de seu filho, ou temem que a penetração machuque o bebê, ou temem o útero que aumenta. Para eles, a mulher grávida deixa de ser objeto de desejo por assumir a maternidade. Tudo isso pode gerar a inibição da sexualidade masculina.

Quanto à mulher, como é seu próprio corpo que se modifica, ela se adapta com mais naturalidade às novas circunstâncias, modificando as posições e as formas de amar e, compreendendo toda a situação melhor que o homem, vai dizendo o que está bom ou não.

As mudanças são bilaterais, do homem e da mulher, mas, se o casal se ama, se a gravidez é assumida, se há diálogo, não será a diminuição da freqüência sexual que determinará um desgaste da relação a dois.

O diálogo é fundamental para que a mudança do relacionamento sexual não seja entendida como diminuição da atração e do amor entre ambos, pois há casos em que a mulher se sente tão plenamente realizada com a gravidez que não permite que o homem penetre no seu mundo, afastando-o. Daí a necessidade da conversa, da troca de experiências: é importante que a mulher permita ao homem ser pai, ser o seu companheiro.

Esse relacionamento sexual diferenciado continua ainda durante a amamentação. Nesta fase o peito deixa de ter um caráter eminentemente erótico e passa a ser visto também como uma mamadeira tanto pelo homem como pela mulher. Muitas vezes um afago provoca a saída do leite, mesmo o orgasmo, com a liberação da ocitocina, estimula a saída de leite, e isso pode inibir o casal.

Mas, quando a sexualidade passa a ser um problema durante a gestação ou a amamentação, deve haver muito diálogo e respeito entre os dois, e essa ansiedade deve ser dividida com um profissional, que na maioria das vezes é o pré-natalista. Atualmente há psicólogos especializados em gestantes que podem ser solicitados sempre que necessário.

Cigarro

O mito:

Fumar na gravidez não faz tanto mal assim.

A verdade

O ideal é que a gestante não fume.

É de domínio público que o cigarro contém um potente vasoconstritor, a nicotina: uma substância que diminui o volume dos vasos. Como toda a alimentação do bebê passa pelo cordão umbilical – composto de duas artérias e uma veia –, se esses vasos fecharem completamente, a criança morre. Se os vasos tiverem seu calibre diminuído, há menos sangue, menos oxigênio e menos alimento para o bebê. Outro fator importante é que a nicotina, por ser um vasoconstritor, irrita a parede uterina, aumentando as contrações, o que efetivamente eleva o risco de trabalho de parto prematuro em grávidas fumantes.

O cigarro interfere na gravidez?

Não em 100% dos casos. Nas grávidas fumantes, há uma maior incidência de crianças de baixo peso, os chamados PIG (Pequenos para a Idade Gestacional). São crianças que nascem na época (não prematuras) e têm pouco peso. É claro que não são somente as fumantes que têm filhos de baixo peso; há mulheres que não fumam e têm bebês pequenos; assim como há fumantes que têm bebês de bom peso. Há, no entanto, estudos comparativos extremamente sérios que constatam uma maior incidência de PIGs em grávidas fumantes.

Às fumantes inveteradas se recomenda uma diminuição para oito ou dez cigarros, no máximo, por dia. Esse fator de diminuição deve ser consciente; é uma diminuição temporária que deve ocorrer, basicamente, a partir do quarto mês. É muito comum, nos primeiros meses de gravidez, a mãe – motivada pelo diagnóstico, pela alegria e pelos enjôos – diminuir o cigarro e depois voltar a fumar. Repetimos que no primeiro trimestre essa dieta não é fundamental e, sim, do quarto mês em diante, fase em que os fatores que interferem no peso da criança passam a atuar. Não adianta parar de fumar no começo e depois voltar a fumar no meio da gravidez.

Nas consultas, através da medição da altura do útero, constata-se, entre outras coisas, o desenvolvimento ou não do bebê. Ele deve crescer em média 4 cm ao mês, ou seja, no quinto mês a altura uterina deve ser de 20 cm; no sexto, 24 cm; e assim por diante. A medida é a melhor expressão de que o bebê está se desenvolvendo bem.

Supondo que o bebê tenha se desenvolvido pouco, e que a grávida seja fumante, ela deve ser alertada para diminuir o cigarro. Durante o pré-natal, diante de uma fumante que não tenha contrações uterinas – o que é raro –, mas que esteja tendo um desenvolvimento intra-uterino menor, há meios de se reverter o processo diminuindo o cigarro e aumentando a dieta. Caso não haja essa reversão, pode ocorrer um processo de envelhecimento precoce da placenta.

A grávida fumante cujo bebê esteja com um desenvolvimento, digamos, atrasado – isso não quer dizer que o bebê seja retardado mental, apenas que o bebê está mais magro – deve ser submetida a um exame chamado monitoragem fetal, em que se avaliam as condições de bem-estar da criança.

Se a monitoragem fetal indicar algum problema grave, há casos em que se deve indicar a interrupção da gravidez mediante indução, se houver condições favoráveis, ou, quando não, indica-se a cesariana.

O aumento de abortos na mulher fumante ainda não está comprovado. Malformações, problemas de retardamento mental, de pulmão e respiratórios não acontecem. O que está provado cientificamente é que a fumante tem mais chances de dar à luz um bebê de baixo peso e que ela tem aumentada a probabilidade de trabalho prematuro de parto, por causa da nicotina.

Tudo isso pode ser diagnosticado, prevenido ou controlado no pré-natal, através de medicamentos que inibam as contrações e se a grávida deixar de fumar ou diminuir sensivelmente a quantidade de cigarros.

Retomando, é importante ressaltar que a probabilidade de nascer um bebê de baixo peso aumenta quando se trata de uma grávida fumante. Por razões genéticas e biológicas, isso também pode ocorrer com mulheres não-fumantes. De qualquer forma, o cigarro deve ser evitado ou, pelo menos, controlado durante a gravidez.

Álcool

O mito:

Beber durante a gravidez não faz tanto mal assim.

A verdade

O alcoolismo é entendido diferentemente pela população em geral e pela medicina. Segundo os médicos, uma pessoa que ingere duas doses de uísque ou uma garrafa de cerveja por dia sofre de alcoolismo crônico (leia também *O Alcoolismo*, da mesma coleção).

Assim, a grávida que se insere nesse quadro é uma alcoólatra crônica e pode desenvolver a chamada síndrome de mongolismo símile, em que ocorrem alterações fetais importantes e alterações na face e no desenvolvimento neurológico da criança.

O ideal é que a gestante não tome bebidas alcoólicas. E, se beber socialmente, deve ser com moderação e seu estômago não pode estar vazio. Sem contar que na gravidez o limiar diminui e com pouca bebida a gestante já fica tonta; ela também deve ter em mente que o álcool passa diretamente pela placenta.

Exposição à radiação

O mito:

Não se deve se submeter a raios X durante a gravidez.

A verdade

Em geral a exposição aos raios X não é recomendada. Na verdade, o importante é definir a dose de radiação abaixo da qual não haverá riscos maiores ao embrião. Embora não haja uma uniformidade de opiniões, a literatura médica recente, sobretudo a alemã e a americana, vem nos possibilitando um procedimento mais adequado e mais seguro diante dessa questão.

Para os alemães, o limite máximo tolerável para a gestante, sem dano para o feto, é de 2 rads. Em termos práticos, 2 rads equivalem a 3.000 radiografias do tórax, ou 14 do abdômen, ou 2 urografias excretoras (cada uma com 7 radiografias), ou 5 exames contrastados do estômago, ou 9 tomografias computadorizadas do abdômen não envolvendo o útero (se envolver o útero, a dose será inferior a 2 rads).

Para os americanos, o limite de segurança é de 5 rads, segundo o National Council of Radiologic Protection (NCRP). No entanto, deve-se salientar que a International Comission of Radiology Protection (ICRP), ligada à Organização Mundial de Saúde (OMS), recomenda um limite de segurança mais rígido, não devendo ultrapassar 1 rads nos nove meses de gravidez.

Portanto, comparados com outros problemas da gestação, os que envolvem a exposição à radiação em níveis inferiores aos acima referidos são considerados secundários.

Tratamento dentário

O mito:

Na gravidez os dentes ficam fracos.

A verdade

A gravidez não aumenta a incidência de cáries nem enfraquece os dentes, mas é importante que se avalie a gengiva e a formação de tártaro, pois a gravidez amplia a tendência a gengivites devido à embebição gravídica. Por isso, nessa fase os cuidados com a higiene bucal são fundamentais: escovação mais adequada, diminuição de doces e de açúcares.

Caso o tratamento dentário durante a gravidez exija radiografia, esta não pode ultrapassar 1 rads. Para proteger-se, a gestante deve usar um avental de chumbo, e um aparelho calibrado precisa medir a exposição à radiação.

Portanto, a grávida que necessitar de tratamento dentário deve avaliar, juntamente com o dentista, os seguintes fatores:

- risco de infecções (pode ocorrer infecção à distância; urinária, por exemplo);
- necessidade de radiografias e nível de exposição à radiação;
- anestésico adequado;
- necessidade de medicamentos: antibióticos, antiinflamatórios ou analgésicos.

Gravidez depois dos 30

O mito:

A mulher não deve engravidar depois dos 30 anos.

A verdade

Durante muito tempo existiu uma série de mitos em torno de mulheres que engravidavam a partir de certa idade. Depois dos 28 anos, a gestante era considerada primigesta idosa, constituindo-se um fator de risco para o parto normal, o que exigia a indicação de cesariana. Hoje se sabe que o fator idade, por si, não é determinante para a indicação de cesariana.

Uma mulher que engravidasse com mais de 35 anos estaria fadada a uma gravidez de risco. Atualmente este conceito também está descartado, a menos que existam outros riscos associados ao fator idade: hipertensão, diabetes, problemas circulatórios, que podem aparecer ao longo da vida da mulher.

A verdade é que a mulher já nasce com todos os óvulos que ela terá em sua vida. São cerca de 400 mil futuros folículos que vão eliminar um ou mais óvulos durante sua vida menstrual. Esses óvulos são preservados no ovário até uma determinada idade. A partir dos 35 anos, e principalmente a partir dos 40, a natureza não preserva esses óvulos tão bem como antes, podendo ocorrer mais alterações cromossômicas, em especial a síndrome do cromossoma 21, a síndrome de Down ou mongolismo.

Se uma mulher mais velha decide engravidar, não se pode assegurar que seu bebê não sofrerá alteração cromossômica, mas é possível realizar dois tipos de exames que certificam a futura mãe de que ela está gerando um bebê cromossomicamente normal:

Punção trofoblástica

Pode ser feita a partir da nona até a 12ª semana de gestação. Consiste na introdução de uma agulha por via abdominal, acompanhada de ultra-sonografia, em que são aspiradas células da placenta para se fazer a verificação da normalidade cromossômica do bebê. Através desse exame pode-se identificar também o sexo do bebê.

Punção amniótica

Consiste na introdução de uma agulha por via abdominal, em que se aspira o líquido amniótico, fazendo-se uma cultura que dará o mesmo tipo de resultado: o sexo e o estudo cromossômico do bebê. É realizada entre a 14ª e a 17ª semanas.

Comparativamente, a punção trofoblástica tem a vantagem de poder ser feita mais precocemente. Então, diante de um diagnóstico insatisfatório, se o casal optar pela interrupção da gestação, poderá fazê-lo com mais segurança. Já a punção amniótica, como é feita a partir da 14ª semana, torna mais complicada a opção pelo abortamento diante de um diagnóstico desfavorável.

Existem hoje equipes altamente especializadas que estão praticamente igualando os riscos das duas punções. De qualquer forma, todos esses fatores devem ser avaliados pelo casal na escolha do tipo de exame. Lembramos ainda que o aborto não é legalizado nessas situações.

Feito o diagnóstico genético, a gravidez numa mulher com mais idade segue a rotina de um pré-natal normal, pois, como vimos, não se considera a idade um fator de risco isolado.

Cólicas

O mito:

Cólicas indicam gravidez difícil.

A verdade

As cólicas na gravidez devem ser leves e nunca acompanhadas de sangramento. São normais no início da gestação, desde que sejam fracas. Principalmente na primeira gravidez, conforme o útero vai se esticando, estirando, ele vai se embebendo de hormônios, podendo ocorrer uma sensação de cólica leve, como se fosse "descer" a menstruação.

Quando não se dispunha de testes mais precoces, era comum as mulheres, não sabendo que estavam grávidas, andarem por muito tempo com absorventes, pois tinham a sensação de que iriam menstruar: as mamas grandes, enrijecidas, e, no útero, a sensação de cólica.

As cólicas devem ser leves e, à medida que se aproxima do terceiro mês (da 12ª semana) de gestação, devem ser cada vez menos freqüentes e nunca acompanhadas de sangramento.

É preciso saber a diferença entre contração e cólica. Diferentemente da cólica, a contração é uma sensação de enrijecimento, de endurecimento, de constrição. Já a cólica é uma sensação dolorosa, em geral na região do púbis, podendo ou não se irradiar para a região lombar. A contração pode vir sem cólica, e a cólica pode vir sem contração.

Caso as cólicas sejam muito freqüentes, a mulher deve ser orientada no sentido de diminuir as atividades mais agressivas, fazer repouso e, em alguns casos, deve tomar medicamentos. Lembre-se de que a possibilidade de uma infecção urinária assintomática pode ser diagnosticada por um exame de urina.

Hemorragia genital

O mito:

Se a grávida sangrar é porque está perdendo o bebê.

A verdade

Uma das coisas que mais assusta a mulher grávida é o sangramento. E é natural que ela pense que não deve mais sangrar até o parto.

O sangramento não significa necessariamente risco de aborto, mas também pode ser um dos primeiros sinais de que a gravidez não vai bem. Infelizmente de cada dez gestações, uma acaba em abortamento. Nestes casos são abortos de origem ovular, ou seja, um ovo que não está bem geneticamente, que o organismo rejeita e elimina sob a forma de aborto, não adiantando repouso, medicamentos ou cuidados médicos, pois a força de eliminação é muito maior.

Vamos explicar o sangramento vaginal de acordo com os trimestres da gravidez:

No primeiro trimestre da gravidez – O sangramento vaginal no início da gravidez pode significar uma ameaça de aborto; ele pode ser acompanhado ou não de cólicas. Neste caso, deve-se fazer uma ultra-sonografia para se verificar o bem-estar fetal e para que seja afastada a hipótese de ameaça de aborto e de um embrião com problemas, o chamado ovo cego. Também deve ser afastada a hipótese de uma gravidez fora do útero, a gravidez tubária, e ainda a possibilidade de um sangramento do colo do útero, já que a grávida pode ter pequenas feridas nessa região ou algumas formações no colo do útero – pólipos –, que podem ser a causa de sangramentos.

Por outro lado, nas primeiras 16 semanas de gravidez, podem ocorrer sangramentos perfeitamente normais. Na gestação, o endométrio – camada interna do útero que descama todo mês na menstruação – passa a se chamar decídua, que é progressivamente recoberta pelo saco gestacional. Este processo se completa na 16ª semana, e até este momento podem ocorrer descamações e sangramentos que não oferecem maiores perigos à gestante.

No segundo trimestre da gravidez – A placenta deve estar inserida na parede do fundo do útero, na sua porção anterior, posterior e lateral, mas não no segmento inferior – região localizada entre o colo e o corpo uterino que se forma durante a gravidez. Quando a placenta está localizada no segmento inferior, é chamada placenta baixa. Aliás, um sangramento vaginal pode ser sinal de placenta baixa.
Outras vezes, a placenta se localiza na região do colo do útero, a chamada placenta prévia. Esta é a mais traiçoeira, pois provoca sangramentos imotivados, imprevisíveis, independentemente de repouso ou de medicamentos.
A conduta em caso de sangramento no segundo trimestre também é fazer a ultra-sonografia, pois pode se tratar de placenta baixa. Aconselha-se também o repouso, pois até o final da gravidez a placenta pode subir.

No terceiro trimestre da gravidez – O sangramento vaginal tem gravidade maior nesta fase, porque pode ser o caso de descolamento da placenta, com sangramento doloroso, acompanhado de dor, pontadas e cólicas fortes. Diante de uma hemorragia, deve-se procurar um médico, fazer repouso, procurar um serviço assistencial e, quase sempre, os médicos recomendam uma ultra-sonografia.

Mas acalme-se! Lembre-se de que o sangramento não significa necessariamente o mau sucesso de sua gravidez. A conduta a ser seguida é avisar o médico o mais rápido possível; depois, em geral, se faz uma ultra-sonografia. O repouso é sempre recomendado e muitas vezes o médico ministra um antiespasmódico e um relaxante muscular.

Ultra-sonografia

O mito:

Ultra-sonografia na gravidez só serve para saber o sexo do bebê e, além do mais, pode ser prejudicial à audição fetal.

A verdade

A ultra-sonografia é um exame totalmente inócuo, que pode ser feito sem prejuízo nenhum para a criança. É bem diferente dos raios X, pois não emite radiação.

No início da gestação, a ultra-sonografia elimina a hipótese de gravidez tubária e confirma a idade gestacional. Da décima à 14ª semana pode-se medir a translucência nucal do feto – uma ultra-sonografia mais elaborada, indicando a possibilidade de Síndrome de Down.

A ultra-sonografia morfológica é realizada entre a 18ª e a 20ª semanas, para a avaliação da formação das partes do feto (crânio e cérebro, coluna, coração, estômago, rins, diafragma, mãos, braços, pés e pernas).

Com esses dois últimos tipos de exame, pode-se ficar mais tranqüilo quanto ao bem-estar do bebê. Porém, eles não substituem o diagnóstico de malformações cromossômicas fornecido pelo teste do vilo corial ou do líquido amniótico.

Dores ósseas

O mito:

Mulher grávida tem muita dor nas costas.

A verdade

À medida que a gravidez vai avançando, a mulher produz uma série de novos hormônios. Um deles é a relaxina, produzido para relaxar as articulações, principalmente as envolvidas no parto, ou seja, as dos ossos da bacia.

O púbis, osso da bacia chamado osso púbico, sofre uma dilatação, como se os seus ramos ficassem mais abertos, produzindo na mulher a sensação de ter andado a cavalo, de ter feito exercícios de abertura de pernas muito intensos. Para algumas mulheres esse processo é extremamente doloroso, e algumas até confundem essa dor com as contrações uterinas. É preciso estar atenta.

Outras dores ósseas comuns são as dos dedos da mão, causadas pelo acúmulo de água nas articulações (embebição gravídica): há a sensação de formigamento e não se consegue fechar as mãos. Muitas vezes, para amenizá-las, são indicados fisioterapia ou medicamentos à base de vitaminas do complexo B.

Os pés também sofrem processo de embebição e de inchaço nas articulações, sendo comum a mulher ter de aumentar o número do sapato e sofrer freqüentes quedas ou entorces nos pés. Para evitar problemas, recomenda-se o uso de sapatos baixos e confortáveis, elevar as pernas sempre que possível, usar meias elásticas e diminuir a ingestão de sal na dieta.

As dores nas costas são bastante comuns em razão da mudança do eixo do corpo – causada pelo ventre crescido e pelo aumento das mamas. Essas dores podem ser atenuadas com fisioterapia e orientação sobre como se posicionar deitada ou sentada, e como se levantar da cama. Há ainda a dor nas últimas costelas, mais comumente à direita, que muito incomoda a mãe.

Hidroginástica, ioga e outros exercícios físicos ajudam muito a diminuir essas dores, bem como o uso de calor local e massagens. Esses procedimentos são muito importantes, devendo ser utilizados na medida em que os medicamentos relaxantes musculares forem contra-indicados ou precisem ser usados com muita cautela.

Movimentos fetais

O mito:

Quando o bebê se mexe demais, é sinal de problema.

A verdade

No quinto mês de gravidez o bebê apresenta cerca de 200 movimentos por dia. A movimentação fetal deve ser sentida pela mulher, na primeira gravidez, com quatro meses e meio (20 semanas). O bebê se mexe desde a oitava semana de gestação, a mãe não percebe porque o útero é espesso e o bebê é pequeno, e por isso ele não faz muita pressão sobre a parede uterina.

No quinto mês (22 semanas), o útero passa por um processo de estiramento e afinamento de suas estruturas e o bebê já tem cerca de 500 gramas, isso torna mais perceptível a sua movimentação.

De uma maneira geral, o bebê mexe a partir dos quatro meses e meio. Não se fundamenta, portanto, a preocupação de algumas grávidas de três meses com o fato de seus bebês não mexerem.

Depois do quinto mês, o bebê apresenta cerca de 200 movimentos por dia. Muitos deles não são percebidos pela mãe, ou porque ela está gorda, com tecido adiposo muito espesso, ou porque tem muito líquido na bolsa das águas, o que dificulta a percepção.

Os movimentos fetais são importantíssimos quando se trata de uma gravidez de alto risco, como a de uma cardíaca, uma hipertensa, uma diabética, uma Rh negativo sensibilizada, uma criança que está se desenvolvendo pouco (retardo de crescimento intra-uterino). Nesses casos, quando houver uma diminuição dos movimentos, deve ser feita uma monitoragem fetal para se certificar de que o bebê está bem.

Do oitavo mês em diante, o bebê deve se mover pela manhã, à tarde e à noite. Caso os movimentos não ocorram, não quer dizer necessariamente que o bebê não esteja bem; deve-se observar se a mãe levou algum susto ou se está nervosa. Ocorrendo uma diminuição acentuada de movimentos, deve-se fazer uma monitoragem através da tococardiografia fetal – exame que avalia os batimentos cardíacos, a movimentação e as contrações –, para se assegurar das condições do bebê.

Estrias

O mito:

Toda grávida fica com estrias.

A verdade

O aparecimento de estrias é uma predeterminação genética, não importando se a mulher engorda pouco ou se usa cremes ou não durante a gravidez.

O aumento da mama, por exemplo, pode ocorrer independentemente de a gestante engordar. O fator hormonal pode ser responsável pela duplicação ou triplicação do tamanho da mama, o que vai favorecer o surgimento de estrias.

Quanto à barriga, preconiza-se a hidratação, o uso de cremes, uma dieta rica em proteínas e o controle do peso.

PREMATURIDADE

O mito:

É melhor o bebê nascer de sete meses do que de oito.

A verdade

É mundial o fenômeno de aumento dos casos de prematuros. E tudo indica ser um fenômeno mais urbano, pois nas cidades há fatores que favorecem o parto prematuro: *stress*, trabalho em pé, cigarro, infecções urinárias, dificuldades para engravidar devido a úteros infantis ou bicornes em que foram feitos tratamentos ginecológicos, história de parto prematuro e de abortamentos anteriores, hipertensão ou cardiopatia maternas e Rh negativo sensibilizado. Além destes, há os casos de grávidas muito jovens, de gravidez tardia ou ainda não desejada, em que os fatores psicológicos se somam e agravam os já citados.

Outra questão importante é a da reatividade uterina, ou seja, nos primeiros meses de gravidez ocorrem contrações que não são percebidas pela mãe. A partir do quinto mês, passam a ocorrer contrações mais perceptíveis, com sensação de aperto, de constrição, principalmente se a mulher se movimenta, sobe uma escada, ou no orgasmo – quando há enrijecimento do útero. São contrações diferentes das do trabalho de parto, pois não são acompanhadas de cólicas.

O útero deve contrair um número limitado de vezes até o parto. Via de regra, até o sétimo mês o útero pode contrair cerca de cinco vezes por dia. No sétimo mês, até dez vezes e, do oitavo em diante, até mais de dez.

Se uma mulher, apesar de não apresentar fatores de risco de prematuridade, apresentar uma reatividade uterina, ou seja, muitas contrações, ela passa a ter risco de prematuridade, principalmente devido ao risco aumentado de *amniorrexis prematura*, que é a rotura precoce da bolsa das águas.

Quando se tem um fator de risco para a prematuridade, ele deve ser inibido, pois o parto prematuro traz riscos e danos à criança, muitas vezes irreversíveis. O bebê foi feito para sair do útero a partir da 38ª semana, e não há unidade de terapia intensiva (UTI) nem cuidados médicos que substituam o ventre materno, salvaguardadas as condições de hipertensão, cardiopatias, Rh negativo sensibilizado ou insuficiência placentária com retardo de crescimento intra-uterino, em que o ambiente uterino pode ser adverso.

O maior risco que o prematuro corre é uma doença chamada *membrana hialina,* que pode ser traduzida como a maturidade insuficiente do pulmão. É fundamental que a criança adquira essa maturidade pulmonar. Muitas vezes um bebê de 35 semanas atinge um peso bom, mas apresenta o pulmão imaturo e, nascendo, não consegue respirar adequadamente, o que o faz desenvolver a doença. A membrana hialina exige atenção médica e aparelhamentos especiais, assim como internação em UTI – muitas vezes com respiração assistida, com sonda pela boca até a traquéia. Esta é a causa mais importante de morte em prematuros.

Há dificuldades respiratórias menos graves, as *taquipnéias transitórias.* Neste caso, o bebê também tem que receber uma respiração assistida, permanece por um tempo variável num berçário de cuidados especiais até adquirir capacidade de respirar sozinho.

Enquanto o bebê não respira naturalmente, não é alimentado por via oral, pois pode haver aspiração do leite; a alimentação se dá por sonda nasogástrica (que vai da boca para o estômago). Os problemas respiratórios diminuem a partir da 36ª semana.

Toda vez que houver risco de prematuridade, o médico pode indicar à gestante uma injeção de corticóide, que favorece a aceleração da maturidade pulmonar, garante o bem-estar do bebê – se este nascer antes da 36ª semana – e não o prejudica, caso nasça depois desse período. A injeção, no entanto, apenas diminui o risco de *mem-*

brana hialina, mas não resolve 100% dos casos. Hoje já existem medicamentos que aumentam a resistência dos alvéolos pulmonares e são ministrados diretamente no pulmão do recém-nascido com membrana hialina, mas é uma medicação extremamente cara e não está disponível em todos os berçários.

Os problemas respiratórios são mais graves no sexto e no sétimo mês. Um bebê de 28 a 32 semanas tem menos chances no berçário, onde a taxa de mortalidade, mesmo nos grandes centros de terapia infantil e de neonatologia, é ainda muito alta. Do sétimo mês em diante, ou seja, da 32ª à 36ª semana, a mortalidade diminui comparativamente ao mês anterior, e vai diminuindo progressivamente a partir da 36ª semana.

Outros fatores importantes da prematuridade são o sexo e o peso do bebê. As meninas e as crianças que nascem com bom peso têm mais chances no berçário do que os meninos e as crianças que nascem com peso baixo.

Resumindo, a criança prematura pode apresentar os seguintes problemas:

De 28 a 32 semanas:
- alto índice de mortalidade no berçário devido ao baixo peso, em geral em torno de 1 kg, o que faz com que sua capacidade de sobrevivência fora do útero materno seja menor;
- risco maior de problemas pulmonares;
- maior dificuldade de sucção;
- risco de infecções e de icterícia.

De 32 a 36 semanas:
- risco de problemas pulmonares: membrana hialina;
- sucção não eficaz e conseqüente perda de peso;
- risco de icterícia e de infecções.

De 36 semanas:
- risco de problemas pulmonares;
- problemas de sucção;
- icterícia.

A partir da 36ª semana os riscos são progressivamente menores.

DILATAÇÃO PRECOCE

O mito:

O parto prematuro é inevitável em caso de dilatação precoce.

A verdade

A dilatação deve ocorrer no trabalho de parto. Havendo dilatação precoce, a gestante deve repousar para evitar parto prematuro. Em geral, a dilatação do colo uterino é resultado de contrações e cólicas. Mas, às vezes, ocorre uma dilatação passiva de 1 ou 2 cm que pode não ser precedida de um número excessivo de contrações.

Algumas mulheres podem apresentar dilatação de 1 a 2 cm a partir da 38ª semana, num processo de preparação para o trabalho de parto, o que é absolutamente normal.

Quando a dilatação é precoce, a grávida deve fazer repouso, pois, além do risco de prematuridade, pode-se dar a rotura antecipada da bolsa das águas, a *amniorrexis prematura*, que também encaminha para um trabalho de parto prematuro.

Há também casos em que a dilatação do colo do útero ocorre precocemente por uma deficiência da região que fica entre o colo e o corpo uterino: a chamada incompetência ístmico-cervical. Ela pode ser congênita ou adquirida, por exemplo, por curetagens anteriores. Nestes casos só o repouso e a medicação não adiantam, é necessário que seja feita uma pequena cirurgia chamada cerclagem do colo uterino, com internação hospitalar. Sob anestesia, são dados pontos de seda para se apertar o colo uterino, fechando-o e impedindo a dilatação e a perda fetal – que nestes casos acontecem a partir da 20ª semana. Os pontos permanecem no colo uterino e são retirados, no consultório e sem necessidade de anestesia, a partir da 38ª semana, deixando-se o parto evoluir normalmente.

O mito

Não existem meios de se evitar parto prematuro.

A verdade

A prematuridade é um risco grave que exige uma conduta preventiva. Vejamos:

- Identificar os fatores de risco: Placenta prévia, placenta baixa, gemelaridade, *amniorrexis prematura*, *stress*, trabalho em pé, infecções urinárias, reatividade uterina, hipertensão materna, diabetes, diabetes gestacional, cardiopatia materna, gravidez não desejada, primigesta jovem, primigesta tardia, Rh negativo sensibilizado, fumo, parto prematuro anterior, cirurgias no útero e abortamentos anteriores.
- Procurar afastar os fatores de risco: Repouso e medicamentos, atenção e apoio da família e da equipe médica são fatores importantes para se evitar a prematuridade.
- Apoio psicológico.

Frisamos que o repouso é indispensável como medida preventiva do parto prematuro, pois, uma vez deflagrado, não se dispõe de muitos recursos medicamentosos. Em geral, são utilizados inibidores de contrações uterinas. A medicação pode ser feita em casa, mas há situações em que a mãe deve ser internada para receber remédios por via intravenosa, mais eficazes nos casos em que o processo está acelerado.

Embora os medicamentos possam causar à mãe uma certa tontura, taquicardia e alteração da freqüência respiratória, são totalmente inofensivos à criança. E, com certeza, é preferível enfrentar esses efeitos colaterais do que o *stress* de ter uma criança prematura.

Muitas vezes é necessário que a gestante se afaste do trabalho por um tempo e, em se conseguindo inibir o parto prematuro, ela poderá voltar a ter uma vida normal, inclusive sexualmente.

O apoio psicológico é importante para que o medo da perda do bebê seja trabalhado, lembrando sempre que as chances de sucesso são sempre maiores.

ICTERÍCIA

O mito:

Só recém-nascido prematuro tem icterícia.

A verdade

Os prematuros têm mais chance, mas a icterícia pode acontecer também em bebês nascidos a termo.

Os glóbulos vermelhos do sangue têm um tempo de duração determinado. Morrem e deixam seus resíduos, as bilirrubinas, que devem ser eliminadas pela urina ou pelas fezes. Este trabalho é realizado pelo fígado, que, principalmente no bebê prematuro, ainda não está totalmente amadurecido para proceder a eliminação dos resíduos. Assim sendo, a bilirrubina se acumula na corrente sangüínea impregnando a pele, deixando a criança com uma cor amarelada, cuja intensidade é dividida em zonas:

Zona 1: rosto
Zona 2: metade do tronco
Zona 3: tronco inferior
Zona 4: corpo inteiro

Acima de um determinado nível de acumulação de bilirrubina, por prevenção, coloca-se a criança em banho de luz ultravioleta, ou fototerapia, que transforma a bilirrubina numa forma de resíduo mais facilmente eliminável pelo organismo.

A experiência em berçários constatou que as crianças que permaneciam mais próximas à janela, ou seja, mais sujeitas à ação dos raios solares, apresentavam uma sensível redução do nível de bilirrubina no sangue. Estudos posteriores indicaram a fototerapia, ou o banho de luz ultravioleta, como fator importante na redução do nível de bilirrubina acumulada. Além disso, previne uma doença chamada *kernícteros*: a impregnação de bilirrubina nos centros de base do cérebro, que pode levar a futuros problemas mentais.

Quando se atinge um nível crítico de acumulação de bilirrubina (chamado nível 20), pode haver indicação para transfusão geral do sangue da criança (exsangüíneo transfusão), pois a fototerapia não é mais capaz de baixar os níveis de bilirrubina. Nesse tipo de transfusão, que oferece poucos riscos, utiliza-se sangue O negativo.

Muitas vezes a criança nasce a termo – 38 semanas ou mais – mas ainda apresenta um fígado imaturo. Neste caso, também deve se submeter à fototerapia: é a chamada *icterícia fisiológica*.

A fototerapia – normalmente indicada por 24, 48 ou 72 horas – não deve ser encarada pela mãe como uma medida agressiva. É verdade que a criança fica mais inquieta, é vendada para que seus olhinhos fiquem protegidos, deve receber mais líquido, não suga o leite materno como deveria, e isso muitas vezes deprime a mãe. Mas o bebê precisa continuar recebendo o carinho e o amor e, havendo condições, a mãe deverá amamentar seu bebê.

O banho de luz ultravioleta também é indicado, por vezes, nos casos de icterícia por incompatibilidade sangüínea: fator Rh ou fator ABO.

Como norma geral, uma criança que não ficou ictérica em 72 horas dificilmente ficará. O pico de bilirrubinas costuma ser de 48 a 72 horas após o nascimento e depois começa a baixar.

PARTO NORMAL E CESARIANA

O mito:

Parto normal é melhor que cesariana.

A verdade

Não existe o melhor parto. O bom senso e as condições físicas da mãe e do bebê indicarão qual o melhor caminho a seguir. O melhor parto é aquele que, findo, a mãe e a criança ficam bem física e psiquicamente. Não devemos ter uma saída vaginal, mas um parto vaginal. Devemos ir pelo caminho que a natureza, que o corpo humano, com toda a sua magia, definiram. Num parto que vai indo bem – o chamado parto eutócico – todo o organismo mostra uma energia positiva tão grande que, se nós a seguirmos, culminaremos num parto normal.

Muitas vezes essa condição de normalidade deve ser interrompida quando há indicadores absolutos de que o bebê não está bem – eliminação de mecônio; alteração da freqüência cardíaca fetal; bebês muito grandes; bebês que não rodam no canal do parto; trabalhos de parto e períodos expulsivos muito prolongados; bebês mal posicionados (por exemplo, sentados, em apresentação pélvica). O bom senso mostra que o melhor parto nesses casos não é o parto normal, mas a cesariana que, se for bem trabalhada, não será traumática para a mulher.

A mulher deve ser preparada para o parto normal durante todo o pré-natal e, ao mesmo tempo, orientada no sentido de que a maioria dos casos se define no momento do parto. Não se pode sacrificar a criança por um capricho da mãe ou do médico. Uma cesariana com uma indicação precisa, explicada para a mulher, é perfeitamente aceita. O bem maior, o patrimônio maior, é o filho, que deve nascer bem.

É de amplo conhecimento o número excessivo de cesarianas com hora marcada, sem indicação necessária, muitas vezes por comodidade do médico e da equipe médica. Os fatores que levam a isso são de ordem múltipla. Cabe ao médico colocar sua disponibilidade ou indisponibilidade de horários para a futura mãe, deve esclarecê-la de que em determinados horários terá que se valer de um assistente. Assim sendo, a mulher ficará com esse médico conhecendo as regras do jogo. O que não pode ocorrer é, no nascimento de seu filho, a mulher ver-se privada do médico, tendo que dar à luz com um obstetra que ela desconhece, que não a acompanhou no pré-natal. Não defendemos a idéia de que o médico não pode ter horários, lazer ou vida própria, apenas somos a favor do diálogo entre médico e gestante, para que esta possa contar com outra opção, com outro profissional, antes da hora do parto.

Por outro lado, a mulher tem o direito de optar pela cesariana. É freqüente, por fantasias ou por histórias de cada um, o medo do parto normal. Medo da dor e medo de lesões nos genitais. Por quê?

Ainda faz parte da história recente de cada um conviver com mulheres que tiveram seus genitais profundamente alterados após partos vaginais e que tiveram que fazer correções cirúrgicas de bexiga ou útero. Deve-se ter claro que, em geral, se o parto for bem feito, se a criança não for muito grande, se o período expulsivo não for muito prolongado, essas lesões dificilmente ocorrem.

Não é comum, mas há fatores constitucionais da mulher que podem sofrer algumas lesões. Num parto em que foi feita a episiotomia (corte lateral ou mediano da vagina para facilitar a saída do bebê e para prevenir lesões na mãe) e a posterior episiorrafia (sutura desse corte), o mais freqüente é a mulher não apresentar problemas genitais.

Quanto à dor, hoje há a opção de não senti-la, se a mulher assim o quiser. Na fase inicial do trabalho de parto, as dores em geral são pequenas, suportáveis. Se o trabalho de parto iniciar-se muito dolorosamente, é sinal de que algo não vai bem, são os chamados partos distócicos, com distoxia funcional, em que as contrações uterinas são bastante violentas e intensas.

Normalmente, no início, as dores são leves, suportáveis e progressivamente mais agudas, tornando-se pouco confortáveis ou até insuportáveis somente a partir de uma determinada fase. Aqui, sim, a mulher tem o direito de optar por não sentir dor. Não se pode proporcionar um parto totalmente sem dor, porque isso não existe: não se pode ministrar anestésico no início do trabalho de parto, porque há o risco de interrompê-lo enquanto parto vaginal, de atrapalhar a evolução das contrações. Amenizam-se as dores andando pelo quarto, massageando as costas, respirando num determinado ritmo. Se for opção da mulher, o anestésico é ministrado a partir de 5 a 6 cm de dilatação ou quando se rompe a bolsa das águas, já que a partir daí elas se tornam mais intensas.

Assim sendo, se pudermos garantir à mulher a inexistência de dor violenta e de lesões genitais, sem dúvida ela optará pelo parto normal. Da mesma forma, é um direito da mulher optar por uma cesariana. O médico deve conversar com ela sobre as razões que a levaram a ter essa opção, mas seu direito deve ser respeitado. Se o obstetra se sentir violentado com tal opção, deve indicar a paciente a outro profissional. Tanto uma como outra atitude devem ser compreendidas por ambas as partes.

Rompimento da bolsa das águas

O mito:

Não dá para saber se a bolsa rompeu ou não.

A verdade

A água da bolsa é clara, como água de coco, e indica proximidade de parto quando o rompimento for acompanhado de contrações fortes.

Muitas vezes o rompimento da bolsa das águas é o primeiro sinal de que o parto está próximo. O líquido sai pela vagina como água, molha as roupas e pode escorrer pelas pernas, chegando às vezes a molhar o chão. Não é muco, nem corrimento e nem catarro. Não dá para confundi-lo com urina, pois é uma perda incontrolável e o odor é diferente e característico. Também não dá para confundi-lo com o tampão mucoso – uma secreção mucosa e com aspecto de catarro como clara de ovo – que tampa o colo do útero e pode ser expelido no dia do parto ou alguns dias antes, podendo vir com um pouco de sangue.

Antigamente esse tampão mucoso era chamado sinal do parto. Hoje sabemos que é apenas um sinal de que o parto está próximo; isoladamente não quer dizer nada, ele tem de vir acompanhado de contrações ou do rompimento da bolsa, para se dizer que a hora do parto chegou.

A água do rompimento da bolsa é o líquido amniótico que começa a fluir porque a membrana amniótica se rompeu. Ela tem de ser clara como água de coco ou meio esbranquiçada, como a água de uma panela em que se ferveu leite e se deixou de molho. Não deve ser esverdeada, pois isto significa que o bebê eliminou mecônio dentro da bolsa.

Às vezes a bolsa se rompe de uma vez, outras vezes, devagar, aos pouquinhos. É muito fácil de se perceber. Quando a bolsa se rompe, deve ser feito um toque para que sejam verificadas as condições do colo do útero. Se forem favoráveis – colo amolecido, com alguma dilatação –, induzimos o parto. A mãe recebe soro com uma substância (ocitocina) que vai estimular as contrações dolorosas, pois só com elas o colo do útero será capaz de se dilatar para o parto vaginal.

Quando se induz o parto com a bolsa rompida, ele deve ocorrer em 12 horas. Acima desse tempo, existe risco de infecção para a mãe e para o bebê. O parto deve se resolver em 12 horas.

Assim, em caso de rompimento da bolsa, não é preciso se apavorar, apenas avise o médico. Muitas vezes a bolsa se rompe em casa, e a mulher entra naturalmente em trabalho de parto durante o trajeto até o hospital, não sendo necessária a indução.

Hora do parto

O mito:

O bebê nasce assim que se rompe a bolsa.

A verdade

O rompimento da bolsa das águas é um primeiro sinal de que o parto está próximo. Duas coisas são indicativas de que chegou a hora: contrações dolorosas e rompimento da bolsa das águas.

O útero contrai-se durante toda a gravidez. São as fibras do músculo uterino que reagem todas ao mesmo tempo e, como resultado, a barriga fica dura. É fácil perceber, pois há a sensação de endurecimento da barriga.

Essas contrações são muito diferentes das que ocorrem na hora do parto, pois não são dolorosas nem acompanhadas de cólicas. Muitas mulheres não sentem nenhuma contração durante toda a gravidez e têm a primeira exatamente no dia do nascimento do bebê.

Na hora do parto as contrações passam a ser dolorosas e ritmadas. O quanto dói não é fundamental, já que o limiar da dor é variável de pessoa para pessoa. O que importa é o ritmo em que vêm as contrações dolorosas: deve ser de duas a três contrações a cada dez minutos, contrações de três em três ou de cinco em cinco minutos, todas acompanhadas de cólicas, permanecendo assim por uma hora. Em geral, o ritmo começa com um espaço maior – de meia em meia hora, de quinze em quinze minutos, de dez em dez, que chamamos de pré-parto, podendo ou não evoluir nesse momento para o verdadeiro trabalho de parto. Às vezes esse período não existe, e as contrações começam com intervalos menores que dez minutos.

Como regra geral, o pré-parto é mais comum nas primigestas (primeira gravidez). As que já tiveram um ou dois partos normais podem entrar diretamente em trabalho de parto.

Concluindo, uma gestante estará em trabalho de parto quando tiver contrações dolorosas com intervalo menor que dez minutos, mantidas e regulares por uma hora.

Dilatação

O mito:

A dilatação não é muito importante no parto.

A verdade

Sem dilatação o bebê não nasce de parto vaginal. Ao todo, o colo uterino tem de dilatar 10 cm, havendo duas fases da dilatação: fase lenta, de 0 a 6 cm, e fase rápida, de 6 a 10 cm.

Na fase lenta, para cada uma hora de contrações dolorosas, num ritmo de três em três ou de cinco em cinco minutos, o colo do útero deverá dilatar 1 cm. Depois de 6 cm de dilatação, pode continuar nesse ritmo ou rapidamente atingir 10 cm – fase rápida.

Se a dilatação não evoluir, podemos usar alguns medicamentos para ajudar o processo. Se ainda assim não evoluir, a cesariana é a solução.

Em geral, com 5 ou 6 cm de dilatação, a bolsa das águas deve ser rompida, para se observar a cor do líquido amniótico – que deve ser clara. Com isso, acelera-se a dilatação. Hoje não se admite um trabalho de parto superior a 12 horas.

Descida

O mito:

É só fazer força que o bebê nasce.

A verdade

Existem outros fatores que interferem na hora do nascimento. A descida é nada mais do que um fator mecânico: um corpo mole

– o feto – descendo num canal rígido – a bacia –, com a tendência de colocar seus maiores diâmetros nos maiores diâmetros da bacia, por isso a cabeça do feto flete (o feto encosta o queixo no peito) e roda dentro dela. É como um pé sendo colocado numa bota de cano alto: tem que ser dada uma certa angulação para que o pé entre na bota. Ou, como se você, com ombros largos, fosse atravessar um vão estreito: é impossível passarem os dois ombros ao mesmo tempo, primeiro deve passar um e depois o outro. A flexão e a rotação do feto não são passivas, mas resultado do impulso da contração uterina.

Só ocorrerá a expulsão depois da dilatação completa (10 cm) e da descida do bebê no canal do parto. Não basta ocorrer a dilatação completa para se ter um parto normal.

Alguns fatores podem dificultar a descida no canal do parto:

- bacia estreita;
- grande perímetro cefálico;
- cabeça não fletida: o bebê tem que entrar na bacia da mãe com a cabeça totalmente flexionada, pois assim o diâmetro e a circunferência de sua cabeça ficam menores, facilitando a descida. Se isso não ocorrer, dizemos que a cabeça está defletida. Nesse caso, mesmo que a mulher tenha uma boa bacia e que o bebê não seja grande, não se consegue fazer um parto normal;
- apresentação composta: o bebê que, quando desce, mesmo fletido, traz consigo a mão ao lado da cabeça, aumentando o diâmetro cefálico;
- rotação inadequada: o bebê tem de rodar para frente da bacia; se não rodar ou rodar para trás, dificultará o parto;
- apresentação de face: em vez de descer com o couro cabeludo para baixo, desce com a face para baixo (deflexão completa);
- cordão enrolado no pescoço: conhecido como circular de cordão. Durante a gravidez, as mães temem que o bebê enrole o cordão umbilical no pescoço. Este fato, por si, não quer dizer necessariamente que o parto vaginal seja impossível. Muitos bebês nascem por partos vaginais fáceis, ape-

sar do cordão enrolado, porque a circular estava frouxa. Se esta estiver apertada, ou se o cordão for curto, aí, sim, o parto será difícil e muitas vezes impossível por via vaginal.

Retomando, além de o colo do útero estar totalmente dilatado, o bebê tem de descer no canal do parto. Caso isto não aconteça, mesmo que a dilatação esteja completa, fazemos cesariana. Em geral, pode ocorrer o seguinte:

- o bebê não desce no canal vaginal;
- o bebê elimina mecônio (secreção de seu intestino que deixa o líquido da bolsa esverdeado);
- o bebê altera sua freqüência cardíaca.

Durante toda a fase de dilatação e de expulsão, somente se continuará com a via de parto vaginal se forem respeitados dois parâmetros importantíssimos que indicam o bem-estar fetal:

- o líquido amniótico deve permanecer claro (e não esverdeado) durante todo o trabalho de parto;
- a freqüência cardíaca do bebê deve ficar rítmica entre 120 e 160 batimentos por minuto.

Expulsão

O mito:

Quando chega a hora do parto, a mãe não pode fazer nada.

A verdade

A expulsão caracteriza um momento muito ativo da gestante. Depois de completadas a dilatação e a descida da cabeça do bebê no canal do parto, começará a fase de expulsão. Neste momento, a mãe deverá ser levada para a sala de parto e colocada em posição ginecológica. O parto já estará praticamente definido como vaginal.

Na expulsão, para ajudar o bebê a nascer, a mãe deve fazer força para baixo, como se quisesse evacuar. É fundamental que a mãe entenda que esta fase é muito ativa para ela e que não pode ser demorada para o bebê – é muito importante que ela ajude a expulsão fazendo força. O anestesista e o obstetra também vão trabalhar no sentido de tornar a expulsão a mais rápida possível.

Neste momento do parto é feita a episiotomia – incisão que aumenta a abertura da entrada vaginal – para facilitar o desprendimento da cabeça do bebê, para proteger os genitais maternos de uma rotura e a bexiga e o útero de problemas posteriores, como quedas, prolapsos e alterações urinárias. Se a mãe estiver com anestesia peridural, não sentirá a incisão; caso contrário, a anestesia deverá ser local.

Após a expulsão da cabeça do bebê, as outras partes de seu corpo se desprendem facilmente. A ligadura só é feita quando o cordão umbilical pára de apresentar batimentos.

Depois do nascimento, o bebê vai então para as mãos do pediatra e do obstetra, que aspiram as secreções do parto presentes no nariz e na boca, cuidam do cordão umbilical e procedem os primeiros exames no recém-nascido.

A placenta se desprende naturalmente de cinco a quinze minutos após o nascimento do bebê – se demorar mais, será necessária a intervenção do obstetra, que vai descolar a placenta manualmente. A mãe então terá o descanso merecido após a averiguação de que tudo está sob controle: pressão arterial, sangramento, útero contraído, entre outros procedimentos.

No parto normal, se o bebê nasce bem e chorando com facilidade, o obstetra e o pediatra permitem que ele seja colocado sobre a mãe – mas envolto em um lençol cirúrgico para não perder calor –, e sempre levam em conta o momento mágico para a mãe e a segurança do bebê.

Anestesia no parto

O mito:

A anestesia não deixa a grávida participar do parto.

A verdade

Tanto na anestesia raquidiana como na anestesia peridural, a mãe permanece acordada e participa de todo o processo de parto. O procedimento da anestesia exige a consideração de alguns princípios:

- a opção deve ser da paciente;
- a anestesia não atrapalha a evolução do parto, ao contrário, ajuda-a;
- a anestesia (raquidiana ou peridural) não passa pela barreira placentária, logo não passa para o bebê;
- a anestesia não vai deixar a paciente sonolenta. A parturiente vai poder participar do parto fazendo força na fase de expulsão e ajudando seu bebê a nascer;
- não é necessário fazer teste de alergia para esta anestesia, pois é a mesma substância utilizada em anestesia local. Se a mulher nunca teve problemas com xilocaína ou marcaína, usadas pelos dentistas, também não terá na hora do parto.

O limiar da dor é muito variável de pessoa para pessoa. Na fase inicial do parto, as dores são suportáveis e passam a ser toleradas com algumas manobras, como andar pelo quarto, ficar agachada, massagens nas costas, respiração, relaxamento. As dores do parto ficam mais intensas em geral no nível de 5 a 6 cm de dilatação, ou quando a bolsa se rompe: neste momento existe a opção pela anestesia.

Anestesia peridural

Na peridural contínua, um cateter é introduzido no espaço peridural através de uma agulha. Este procedimento possibilita a injeção de doses menores de anestésico sem a necessidade de nova punção. Utilizando-se baixas doses de anestésico, a parturiente pode ficar sob anestesia durante os períodos de dilatação e expulsão, mesmo que sejam demorados.

Na operação cesariana também se utiliza a anestesia peridural, com uma injeção de dose única do anestésico.

Anestesia raquidiana

A raquidiana é uma boa anestesia para a cesariana, só que não permite um pós-operatório tão confortável como o da peridural. Hoje é uma opção usada somente em casos emergenciais, pois tem efeito imediato.

A peridural demora cerca de 20 minutos para se instalar e em alguns casos – descolamento de placenta, hemorragia intensa, sofrimento fetal grave – não se pode esperar esse tempo todo, devido ao risco de vida para mãe ou para o bebê. Daí a importância da utilização da raquidiana em cesarianas.

No parto normal só se usa a raquidiana no período de expulsão. Ela não serve para atenuar as dores do período de dilatação.

Anestésicos + derivados de morfina

Há alguns anos pequenas doses de derivados de morfina estão sendo usadas na operação cesariana. Este procedimento proporciona à mulher analgesia (período sem dor) de até 24 horas no pós-operatório. Muitas vezes dispensando até o uso de sedativos, antes ministrados em grande escala.

Assim, a mulher se levanta mais precocemente, elimina gases com mais facilidade e enfim, sem dor, tem mais conforto para amamentar seu filho.

No entanto, o uso da morfina na peridural pode ocasionar:

- Retenção urinária: Por isso se mantém a sonda vesical (utilizada durante a cesariana) por mais algumas horas depois do parto. A sonda é retirada sem dificuldade pelo serviço de enfermagem.
- Coceira em todo o corpo: Esse sintoma diminui e desaparece com o uso de medicamentos específicos, não se configurando, portanto, nenhuma reação alérgica.

Menstruação pós-parto

O mito:

Quem amamenta não engravida.

A verdade

Atenção! Uma mulher que está amamentando pode engravidar a partir da oitava semana do parto, mesmo que não menstrue.

Muitas vezes a mulher que está amamentando não menstrua, o que não quer dizer que ela não ovule. Do nascimento até a oitava semana de vida do bebê, os níveis da prolactina da mãe – hormônio da amamentação – são altos e fazem com que não haja ovulação. Depois de oito semanas, ainda que tenha uma amamentação plena, a mulher pode ovular mesmo não menstruando.

Logo após o parto, a mulher tem um sangramento que pode se manter até por quarenta dias, variando no caso de parto normal ou cesariana. Somente após a terceira menstruação regular é que se pode dizer que a mulher está menstruando no período de amamentação.

Métodos anticoncepcionais

Se a mãe está amamentando, devem ser evitados os métodos anticoncepcionais hormonais com estrogênio, pois provocam a diminuição do leite materno. Ao contrário, as pílulas sem estrogênio, com pequenas doses de progestogênio, de uso contínuo, podem ser usadas sem prejuízo para a amamentação.

Em muitos casos indicam-se os métodos anticoncepcionais mecânicos: dispositivos intra-uterinos, diafragmas ou preservativos. O DIU pode ser colocado dois meses após a cesariana e um mês e meio após o parto normal. O diafragma deve ser medido dois meses após o parto, mesmo que a mulher já o utilizasse antes da gravidez, pois podem ocorrer modificações de eixo e de tamanho do útero, alterando o número do diafragma.

O intervalo ideal entre os partos é de mais de dois anos. Não é aconselhável para a mulher engravidar seguidamente, a não ser em casos de esterilidade, ou de mulheres que, por estarem com quase 40 anos, não têm tempo para esperar o intervalo recomendado.

O retorno às atividades sexuais varia de acordo com o tipo de parto. No caso de cesariana, depois de quinze dias, a mulher, já com o útero totalmente fechado, pode voltar à atividade sexual e não precisa se preocupar com a anticoncepção até a oitava semana. No parto normal, como a incisão se dá na vagina, normalmente o retorno à atividade sexual ocorre mais tarde, geralmente depois de trinta dias, devido a um maior traumatismo da região genital.

AMAMENTAÇÃO

O mito:

Mamar no peito ou na mamadeira é a mesma coisa.

A verdade

Incentiva-se o aleitamento materno porque há um entendimento geral de que o leite materno é o melhor alimento para o bebê nos seis primeiros meses de vida. Existem algumas linhas de pediatras que defendem a amamentação por mais tempo, até um ano de idade.

Deve-se ter presente que o leite materno só *desce* de 48 a 72 horas depois do parto. O processo é assim: nasce o bebê; sai a placenta; o estrógeno, que esteve alto durante toda a gravidez, cai; e a prolactina, responsável pela produção de leite, aumenta. É fácil perceber a descida do leite, pois o peito fica quente, ocorre um tipo de febre, de inchaço. Se após 72 horas ainda não houver leite, a mãe deve tomar alguns medicamentos para aumentar sua produção. É importante a mulher não ficar ansiosa, não ficar angustiada, e, se o bebê estiver no berçário, deve-se pedir para que seja chamada quando ele chorar.

A introdução de berçário nas maternidades acabou criando normas de horário e, muitas vezes, o bebê não quer mamar exatamente na hora em que é levado para a mãe. Nas primeiras 24 ou 48 horas, ele ainda não criou seu ritmo. Assim, o bebê vai para o quarto e, não estando com muita fome, não mama; vai para o berçário e chora.

Tempos atrás, o número de mulheres que amamentava era maior. Atualmente se amamenta menos, porque a mulher moderna vive em outras circunstâncias e acaba enfrentando alguns problemas. Além de romper com os padrões anteriormente estabelecidos e de se empenhar na incorporação de caminhos diversificados, a mulher também está se impondo coisas que talvez não possa mais cumprir: gravidez normal, parto normal e amamentação.

Muitas vezes a mulher não suporta o fato de não poder amamentar, esquece que, como opção, existem mamadeiras. E as crianças se adaptam a elas tranqüilamente. Não está por trás disto uma postura "pró-mamadeira". Mas é preciso alertar a mulher de que ela não é um peito. A sua integridade, a sua personalidade, a sua identidade têm de ser mantidas não à custa de um sacrifício. Tudo deve ser feito com muito carinho, com muito amor e naturalidade.

É importante forçar a amamentação, sabendo que é o melhor para o bebê e que há todas as chances para dar certo. Mas, se a mãe não conseguir, independentemente das razões particulares, não será a primeira nem a última mulher que vai deixar de amamentar. A criança precisa de uma mãe, não só do peito da mãe.

DEPRESSÃO PÓS-PARTO

O mito:

Depressão pós-parto é coisa de dondoca.

A verdade

Algumas mulheres têm depressões mais fortes, mas, de maneira geral, a maioria passa por leves depressões após o parto.

As causas da depressão pós-parto ainda não são totalmente conhecidas. Fatores relacionados com a história pessoal (mulheres naturalmente mais depressivas) tendem a acentuar esse estado, bem como o fato de a gravidez ter sido desejada ou não pela mãe. O papel do companheiro durante a gravidez também é decisivo: o pai participou do pré-natal, dos enjôos, das angústias, dos temores da mãe, ou foi absolutamente ausente?

Outro fator importante que pode levar a mãe à depressão é o próprio parto: se foi difícil, traumático, doloroso, se culminou com uma cesariana quando havia toda uma expectativa para o parto normal. A gestante que se prepara – faz exercícios, ioga, natação, cursos, pré-natal – e acaba fazendo inesperadamente uma cesariana pode se sentir frustrada e se perguntar: "Para que fiz tudo isso?". Ela não percebe que a preparação foi muito importante naquela fase da gravidez: ela passou bem toda a gestação, exercitou a musculatura, enfim, se preparou para o parto.

Os pequenos intervalos entre as mamadas, as trocas de fralda e mais todos os cuidados com o bebê vão desgastando fisicamente a mãe. E muitas, que não estão preparadas para essa jornada excessiva de trabalho, acabam se estafando, o que também favorece a depressão. Ainda mais se o pai é do tipo que não divide tarefas nem preocupações.

As pequenas depressões normalmente são contornadas nas conversas com os familiares, eliminando os fatores que desencadeiam o cansaço físico da mulher, reformulando a questão da amamentação, garantindo o período de descanso merecido da mulher e a participação efetiva do companheiro. A mãe precisa sentir que não está só e que muitas outras mulheres passaram por isso e se saíram bem.

Algumas vezes, a mulher não está preparada para a profunda transformação que ocorre em seu corpo durante a gravidez e depois do parto. Mamas, barriga, excesso de peso, estrias, varizes..., só a hipótese destas mudanças físicas já pode deprimir a mulher: ela talvez se sinta menos atraente, deformada; talvez prefira ficar dentro de casa, longe dos amigos, participando pouco do mundo exterior.

Há mulheres que têm vergonha de dizer que estão com depressão pós-parto e com isso vivem graus ainda mais fortes de depressão, em que surgem sentimentos mórbidos contra a criança, contra ela própria. É fundamental a família estar preparada para apoiar a mulher neste momento.

Hoje, a tendência mundial é considerar a depressão pós-parto uma questão orgânica, pois infelizmente há ainda muito preconceito quando se fala em sentimentos. Algumas mulheres têm inclusive vergonha de encarar tal situação e só começam a tocar no assunto numa fase muito intensa da depressão, quando já é preciso lançar mão de recursos medicamentosos.

Por tudo isso, é muito importante que a gestante saiba que poderá passar pela depressão pós-parto. Ela, o companheiro e a família devem estar abertos ao diálogo, para que esse período depressivo seja o mais breve possível.

Aceitando o convite da Editora Contexto, docentes das melhores universidades brasileiras redigiram os livros desta coleção especialmente para a nossa realidade, a partir de cuidadosas pesquisas e de longa prática de consultório. A linguagem direta dos autores orienta com clareza o público brasileiro em relação a temas importantes. Desmitificando e esclarecendo dúvidas, esta coleção pretende colaborar para que a vida das pessoas seja mais saudável.

Títulos publicados:

A Coluna – João Batista de Miranda e João Francisco Marques Neto

A Menopausa – Hérbene Tolosa

A Próstata – Paulo Palma e Nelson Rodrigues Netto Jr.

Câncer – Juvenal Antunes de Oliveira e Sérgio Luiz Faria

Drogas: maconha, cocaína e crack – Ronaldo Laranjeira, Flávia Jungerman e John Dunn

Gastrite e Úlcera – Frederico Magalhães

Gravidez – José Antonio Marques e Maria de Fátima Duarte

(Im)potência Sexual – Sidney Glina

Incontinência Urinária – Paulo Palma e Viviane Herrmann

Infertilidade – Silvana Chedid

Métodos Anticoncepcionais – Carlos Alberto Petta e Anibal Faúndes

O Alcoolismo – Ronaldo Laranjeira e Ilana Pinsky

O Envelhecimento – Luiz Eugênio Garcez Leme

O Pânico – Dorgival Caetano

O Stress – Marilda Novaes Lipp e Lucia Emmanuel Novaes

Obesidade – Alfredo Halpern

Olhos – Newton Kara José e Regina Carvalho Oliveira

Ouvidos, Nariz e Garganta – Débora Shiotsuki Palma

Problemas da Criança – Jayme Murahovschi

Problemas da Pele – Denise Steiner